Prajakta Heda
Grishmi Niswade

Preservação do rebordo utilizando enxerto ósseo autógeno em comparação com xenoenxerto

Prajakta Heda
Grishmi Niswade

Preservação do rebordo utilizando enxerto ósseo autógeno em comparação com xenoenxerto

Uma análise

ScienciaScripts

Imprint

Cover image: www.ingimage.com

This book is a translation from the original published under ISBN 978-620-6-73710-0.

Publisher:
Sciencia Scripts
is a trademark of
Dodo Books Indian Ocean Ltd. and OmniScriptum S.R.L publishing group

120 High Road, East Finchley, London, N2 9ED, United Kingdom
Str. Armeneasca 28/1, office 1, Chisinau MD-2012, Republic of Moldova, Europe
Managing Directors: Ieva Konstantinova, Victoria Ursu
info@omniscriptum.com

Printed at: see last page
ISBN: 978-620-6-38098-6

Avaliação comparativa dos parâmetros clínicos e radiográficos da preservação do rebordo utilizando enxertos ósseos autógenos e xenoenxertos para colocação de implantes dentários : Uma revisão sistemática.

Prajakta Heda[a] Grishmi Niswade[a] Salman Ansari[a] Apoorva Salve[a] Sneha Dare[b] Rutuja Dani[a] Ashwini Zadode[c]

[a]Departamento de Periodontologia, Faculdade de Medicina Dentária e Hospital Swargiya Dadasaheb Kalmegh Smruti, Nagpur, Maharashtra.

[b]Departamento de Periodontologia, Sharad Pawar Dental College and Hospital, Datta Meghe Institute of Higher Education & Research Sawangi, Maharashtra.

[c]Departamento de Periodontologia, Faculdade de Medicina Dentária A.C.P.M. da JMF, Dhule, Maharashtra.

RESUMO:

Introdução - O aumento do rebordo alveolar pode ser realizado com vários tipos de enxertos ósseos: autógeno, aloenxerto, xenoenxerto e aloplastro. O enxerto ósseo autógeno é rotulado como o "padrão ouro", devido aos tempos de cicatrização mais rápidos e à integração entre o osso nativo e o estranho. Tanto quanto sabemos, nenhuma revisão sistemática determinou ainda a diferença no sucesso dos implantes entre os enxertos ósseos autógenos e os xenoenxertos utilizados como materiais de aumento ósseo.

Objetivo - Rever sistematicamente a literatura de forma a produzir uma base de dados de variáveis de resultados que tem sido utilizada para parâmetros clínicos e radiográficos. O objetivo desta revisão sistemática é comparar estudos humanos de aumento do rebordo alveolar vertical e horizontal, comparando enxerto autógeno e xenoenxerto.

Material e métodos - A extração de dados foi realizada para os vários motores de busca seleccionados através da formulação e implementação de estratégias de pesquisa para os respectivos motores de busca. 27 Os estudos de ensaios clínicos aleatórios foram seleccionados para esta revisão sistemática com base nos critérios de elegibilidade. Foi utilizada uma ferramenta de risco de viés Cochrane revista para ensaios aleatórios (RoB 2) versão de 22 de agosto de 2019.

Resultados - A presente revisão sistemática propõe que os enxertos ósseos xenogénicos, especialmente os enxertos ósseos derivados de bovinos, têm resultados radiológicos comparáveis, uma excelente taxa de sobrevivência dos implantes e resultados histológicos comparáveis aos dos enxertos ósseos autógenos.

Conclusão - Os xenoenxertos podem ser utilizados para substituir os enxertos autógenos em caso de insuficiência de enxerto autógeno ou para reduzir a morbilidade do doente.

Introdução

A colocação de implantes em pacientes com mandíbula ou maxila atrófica está a tornar-se mais prevalente.[1] A atrofia ou perda óssea pode dever-se a doença periodontal, trauma, reabsorção pós-extração, insulto cirúrgico ou defeito de desenvolvimento. Esta perda pode não ser suficiente do ponto de vista estético ou funcional para a colocação de implantes; assim, pode ser recomendado o aumento ósseo.[1] O enxerto ósseo e o aumento ósseo são utilizados reciprocamente e referem-se ao procedimento em que o osso é adicionado em áreas anatómica ou funcionalmente deficientes. O aumento ósseo é efectuado para procedimentos como o aumento do seio maxilar, o enxerto de alvéolos ou o aumento do rebordo alveolar. O novo osso proporciona estabilidade ao implante dentário e suporta o implante. O osso nativo cresce e substitui o material de enxerto, o que acaba por resultar numa região integrada de osso novo.[2] As propriedades de reabsorção variam entre os diferentes substitutos ósseos.

Os enxertos ósseos autógenos são colhidos de uma parte do corpo de um indivíduo e transferidos para outra parte do mesmo indivíduo. Os enxertos ósseos autógenos podem ser retirados da crista ilíaca, do ramo mandibular ou de outros locais intra-orais. O local doador escolhido é determinado com base no volume de material de enxerto necessário.[5] Vários tipos de enxertos ósseos periodontais autógenos incluem lascas de osso cortical, coágulo ósseo, mistura óssea, osso de alvéolo de extração e osso esponjoso extra-oral com medula.[7]

Os xenoenxertos consistem em minerais ósseos de animais ou minerais semelhantes ao osso (carbonato de cálcio) derivados de corais ou algas.[10,11] O osso bovino desproteinizado é o material de enxerto mais investigado e é amplamente utilizado em medicina dentária devido à sua semelhança com o osso humano. As proteínas do osso bovino desproteinizado foram extraídas para evitar a rejeição imunológica após o implante; no entanto, como o procedimento de desproteinização elimina a capacidade osteoindutora, o osso bovino desproteinizado actua apenas como um suporte osteocondutor, mas a sua reabsorção ou não reabsorção é um tema de discussão.

Nos últimos anos, tem-se verificado um aumento da publicação de literatura com o objetivo de avaliar e comparar parâmetros clínicos e radiográficos da preservação do rebordo com recurso a enxertos ósseos autógenos e xenoenxertos para colocação de implantes dentários, com resultados heterogéneos. Apesar da existência de inúmeras revisões narrativas, a utilização de métodos subjectivos e não padronizados pode ter levado a vieses. Tanto quanto é do nosso conhecimento, não foi encontrada na literatura uma abordagem sistemática anterior a este tópico emergente.

Assim, o objetivo do presente estudo foi fornecer uma revisão sistemática da evidência existente até à data, comparando os parâmetros clínicos e radiográficos da preservação do rebordo utilizando enxertos ósseos autógenos e xenoenxertos para a colocação de implantes dentários.

Métodos

O protocolo desta revisão sistemática foi previamente estabelecido, acordado por todos os autores e registado no PROSPERO (CRD42022365541). O protocolo foi desenvolvido de acordo com a declaração PRISMA (Preferred Reporting Items for Systematic Review and Meta Analyses) (The PRISMA 2020 statement: an updated guideline for reporting systematic reviews by Page et al. Systematic Reviews (2021)) e é seguido para relatar a presente revisão sistemática.

Critérios de elegibilidade

Ensaio clínico aleatório de grupo paralelo, simples-cego, de centro único, com aleatorização equilibrada; Ensaio clínico aleatório controlado de boca dividida; Ensaio clínico prospetivo, aleatório e controlado; Ensaio clínico aleatório controlado piloto ; Ensaio clínico aleatório multicêntrico, não cego; Ensaio clínico aleatório histomorfométrico; Ensaio clínico aleatório controlado, prospetivo, multicêntrico; Ensaio clínico e histológico aleatório, prospetivo, com braços paralelos, controlado, foram os vários desenhos de estudo realizados para o aumento do rebordo para colocação de implantes que foram incluídos na presente revisão.

As revisões narrativas da literatura, os relatos de casos, as séries de casos, os estudos in vitro, os estudos in vivo em animais, os comentários, as entrevistas e as actualizações foram considerados "não elegíveis" para a presente revisão sistemática.

Pesquisa sistemática

A pesquisa foi efectuada em janeiro de 2023 utilizando a MEDLINE via PubMed através de uma estratégia de pesquisa padrão, sendo posteriormente modificada de acordo com cada base de dados específica para obter os melhores resultados relevantes. Foram aplicados os termos do vocabulário controlado Medical subject Headings (MESH) e palavras-chave livres para a estratégia de pesquisa com base na pergunta PI(E)COS. Foi efectuada uma pesquisa eletrónica nas bases de dados PubMed (MEDLINE), Cochrane, K-HUB, Scopus e Web of Science.

A estratégia de pesquisa foi ('grafts AND dental implants') AND ('autogenous graft AND dental implant'), AND ('xenograft AND dental implants') usando tanto cabeçalhos de assuntos médicos como texto livre.

A estratégia de pesquisa básica foi construída com base na formulação da pergunta de investigação (ou seja, PICO ou PICOS), sendo a pergunta de investigação "Os substitutos ósseos (xenoenxertos) são mais eficientes do que os enxertos ósseos autógenos para a preservação do rebordo na colocação de implantes dentários? As estratégias de pesquisa foram construídas de modo a incluir termos de texto livre no título e no resumo e qualquer indexação de assunto apropriada (i.e. MeSH) que se espera que recupere estudos elegíveis, com a ajuda de um perito na área do tópico de revisão ou de um especialista em informação.

As seguintes revistas também foram objeto de pesquisa manual: Journal of Periodontology, Journal of Clinical Periodontology, Journal of Periodontal Research, Periodontics and Restorative Dentistry, Journal of Indian Society of periodontology foram objeto de pesquisa manual para artigos relevantes. As listas de referências das revisões sistemáticas pertinentes e das publicações seleccionadas também foram analisadas para identificar estudos potencialmente elegíveis. Os textos completos dos estudos seleccionados foram adquiridos e as listas de referências de todos os artigos primários foram analisadas para detetar quaisquer estudos adicionais relevantes. Todos os artigos de texto completo foram analisados por dois revisores independentes para a elegibilidade final na revisão sistemática.

Critérios de inclusão-

(1) Doentes de ambos os sexos com idade igual ou superior a 18 anos.

(2) Pacientes tratados para preservação do rebordo com desbridamento de retalho aberto utilizando enxerto ósseo para cirurgia de implante dentário.

(3) Período mínimo de acompanhamento de 3 meses.

Critérios de exclusão

(1) Estudos in vitro

(2) Artigos que não satisfazem os critérios de inclusão prescritos.

(3) Estudos de caso-controlo

(4) Estudos transversais

(5) Relatos de casos

O total de 27 estudos foi agrupado de acordo com os resultados primários e secundários.

Resultado principal

1) Perda/ganho ósseo radiográfico: Radiograficamente, a perda e o ganho ósseo foram medidos no acompanhamento.

2) Estabilidade do implante

Resultados adicionais

1) Taxa de sobrevivência dos implantes.

2) Avaliação histológica.

Avaliação do risco de enviesamento em estudos individuais

O risco de viés foi avaliado na presente revisão sistemática para todos os estudos selecionados, de acordo com a Ferramenta de Viés de Risco Cochrane Revisada para Ensaios Randomizados editada por Julian PT Higgins, Jelena Savović, Matthew J Page, Jonathan AC Sterne que é a versão de 22 de agosto de 2019 que é mais modificada e altamente considerada como ferramenta

RoB2. Todos os cinco domínios foram examinados criticamente em cada um dos artigos e o risco de viés foi classificado em conformidade. Todos os estudos elegíveis foram submetidos a uma avaliação qualitativa, efectuada para cada estudo elegível de forma independente, utilizando a avaliação do risco de enviesamento (qualidade).

Por fim, foi determinado um risco global de viés para cada estudo, tendo em conta a avaliação individual do risco de viés para cada domínio, e foi determinada uma avaliação global do risco de viés e a direção do viés. (tabela 5)

Síntese dos resultados

Os dados extraídos foram analisados e os valores numéricos dos estudos para as variáveis medidas foram registados e comparados. Os estudos que relataram dados clínicos, microbiológicos e imunológicos foram segregados. Foram registados os valores numéricos de todos os parâmetros avaliados.

Resultados

Estudos elegíveis

Os artigos identificados através de uma pesquisa eletrónica completa em várias bases de dados resultaram em 1989 artigos. De acordo com os critérios de seleção da presente revisão sistemática, os artigos relevantes foram identificados por dois revisores dependentes e foram eliminados 913 duplicados. O resultado foi um total de 1076 artigos, dos quais 131 registos foram excluídos após a avaliação do texto integral, depois de se proceder à triagem do título e dos resumos. Para as publicações em que apenas estavam disponíveis resumos, foram solicitados textos completos aos autores em causa, que os obtiveram. Do mesmo modo, para as publicações em línguas diferentes do inglês, os autores correspondentes foram contactados e foi-lhes solicitada uma versão traduzida do manuscrito. Foram excluídos 280 artigos de estudos in vitro e em animais. Apenas foram incluídos estudos in vivo em humanos. Foram encontrados 62 artigos de estudos in vivo em humanos. Ao aplicar os critérios de inclusão, foram excluídos 36 artigos. O total de artigos que satisfaziam os critérios de inclusão era de 29. Havia 2 artigos que não tinham textos completos, pelo que foram excluídos. 27 artigos preencheram os critérios para serem incluídos na atual revisão sistemática. Os dados foram extraídos destas publicações e analisados criticamente para avaliação comparativa dos parâmetros clínicos e radiográficos da preservação do rebordo utilizando enxertos ósseos autógenos e xenoenxertos para colocação de implantes dentários.

Características dos estudos incluídos

Foram incluídos artigos de várias revistas nacionais e internacionais, como Clinical oral implants research, Clinical Implant Dentistry and Related Research, International Journal of Oral & Maxillofacial Surgery e um artigo da Brazilian Dental Journal. Todos os estudos incluídos foram ensaios in-vivo realizados em seres humanos. Foram incluídos ensaios clínicos aleatórios. Dos 27 estudos incluídos, 18 foram conduzidos de acordo com as directrizes da Declaração de Helsínquia da Associação Médica Mundial e 12 estudos alegaram ser relatados de acordo com a declaração CONSORT. Os autores solicitaram a aprovação do protocolo ao comité de ética relevante de todos os estudos incluídos. Entre os ensaios clínicos aleatórios incluídos, dois tinham um desenho de boca dividida e um era um ensaio clínico controlado aleatório piloto. (TABELA 1)

A localização geográfica dos estudos variava. Um dos estudos foi realizado na Alemanha, três estudos na Suíça, cinco estudos no Egipto, dois nos Países Baixos, um em Portugal, três na Dinamarca, dois na Coreia, um no Texas, um no Irão, três em Itália, dois no Brasil, dois nos Estados Unidos e um na China. Em todos os estudos foram incluídos indivíduos adultos, ou seja, com mais de 18 anos de idade. A idade média dos participantes foi de 39-63 anos. O tamanho médio da amostra dos estudos incluídos foi de 10-50 participantes. Em 9 dos estudos incluídos, os participantes do sexo masculino eram mais numerosos do que os do sexo feminino, ao passo que em 15 estudos os participantes do sexo feminino eram mais numerosos do que os do sexo masculino. 2 estudos não especificaram a distribuição por género entre os participantes. O consentimento informado por escrito foi obtido por todos os participantes em todos os estudos incluídos. Apenas um dos estudos tinha uma pequena dimensão de amostra de 8 participantes **(LR (t)).** Para além disso, todos os estudos tinham uma dimensão de amostra superior a 20 locais. Os participantes em cada estudo foram seleccionados de acordo com os critérios de inclusão do estudo individual com base na idade. Os fumadores foram excluídos em 7 estudos **[IG (a), JB (b), JR (c), BS (h), JB (n), SR (u), NV (aa), MA (ab)]** (QUADRO 2)

Resumo das características metodológicas

A preservação do rebordo alveolar foi efectuada utilizando enxerto autógeno e enxerto xenogénico. O xenoenxerto derivado de bovino foi utilizado para a preservação do rebordo alveolar nos estudos incluídos. O período de seguimento de 4 meses esteve presente em três dos estudos incluídos **(TD (p), LJ (w), NV (aa)).** Todos os outros estudos tiveram um seguimento de 6 meses ou mais de 6 meses.

Resumo dos resultados primários e adicionais medidos

Perda/ganho ósseo radiográfico:

Os resultados radiográficos relacionados com a perda ou ganho ósseo radiográfico são estudados e comparados nesta revisão sistemática como um resultado primário. Os valores médios pós-operatórios da espessura do aumento ou da largura da crista no seguimento foram comparáveis em 12 dos artigos incluídos**. (IG (a), BS (d), MZ (g), AM (i), LV (j), HM (k), JB (n), TD (p), LR (t), JR (v), LJ (w), MA (z)). Destes,** 6 artigos **(IG (a), LV (j), HM (k), JB (n), JR (v), LJ (w))** relataram a largura do rebordo ou a espessura do aumento utilizando xenoenxerto. O enxerto autógeno foi efectuado num dos artigos **(MZ (g)).** 5 artigos compararam enxertos xenogénicos e autógenos **(BS (d), AM (i), TD (p), LR (t), MA (z)).** A Tabela 4 resume todos esses resultados.

Os níveis de osso marginal foram avaliados em 8 dos artigos avaliados **(IG (a), JR (c), BS (d), SA (e), HJ (f), BS (h), MS (x), MA (ab)),** onde diferentes estudos concluíram que os níveis de tecido duro marginal em locais de autoenxertos e xenoenxertos são óptimos, tendo alguns estudos concluído que são excelentes. Consequentemente, as taxas de sobrevivência dos implantes foram elevadas devido à presença de osso marginal ótimo. A Tabela 4 resume todos estes resultados.

Estabilidade do implante:

A estabilidade do implante foi registada utilizando o quociente de estabilidade do implante. A estabilidade primária foi de 77,1 com um desvio padrão de 6,9 para o enxerto ósseo autógeno e de 77,0 com um desvio padrão de 5,9 para o xenoenxerto. Por outro lado, a estabilidade secundária para o enxerto autógeno foi de 81,8 com desvio padrão de 5,1 e para o xenoenxerto foi de 80,1 com desvio padrão de 3,8 **(SA (e))**. A Tabela 4 resume todos estes resultados.

Taxa de sobrevivência dos implantes:

A taxa de sobrevivência dos implantes foi relatada como sendo de 100% em vários artigos **(IG (a), JR (c), BS (d), MS (x), MA (z))**, enquanto que foi de 95,7% quando a cicatrização espontânea foi permitida sem qualquer colocação de enxerto **(JB (b))**. Um dos estudos relatou uma taxa de sobrevivência de 85% no grupo de controlo em que a preservação do rebordo foi efectuada utilizando enxerto de bloco de osso autógeno coberto com mineral ósseo bovino desproteinizado **(HJ (f))**. 94,4% de taxa de sobrevivência no grupo de teste em que o aumento do rebordo foi efectuado com uma mistura de enxerto de 90:10 (DPBB: AB) **(MM (ad))** A Tabela 4 resume todos estes resultados.

Avaliação histológica:

Nos artigos incluídos na presente revisão sistemática, 5 artigos estudaram os resultados histológicos. A percentagem de osso enxertado foi de 12,2 (7,7) para o enxerto autógeno e de 22,1 (10,9) para o enxerto xenogénico, com um valor de P de 0,001. A percentagem de osso novo formado foi de 47,3 (14,8) para o enxerto autógeno e de 34,9 (13,2) para o enxerto xenogénico. **(SA (e))**. A percentagem média da área óssea na área aumentada foi de 28,18% para a ROG com membrana de colagénio nativo utilizando uma mistura de osso autógeno e mineral ósseo bovino anorgânico (ABBM) 1:1 e 27,8% para a ROG com malha de titânio utilizando uma mistura de osso autógeno e mineral ósseo bovino anorgânico (ABBM) 1:1. Os espaços da medula óssea representaram 48,11% para a ROG com membrana de colagénio nativo utilizando uma mistura de osso autógeno e mineral ósseo bovino anorgânico (ABBM) 1:1 e 48,5% para a ROG com malha de titânio utilizando um mineral ósseo bovino anorgânico e autógeno (ABBM) 1:1. **(AM (i))**. A percentagem de osso vital foi de 36,21 com um desvio padrão acentuado de 26,51 para a preservação do rebordo utilizando material de xenoenxerto bovino e de 31,27 com um desvio padrão de 16,23 para a preservação do rebordo utilizando material de xenoenxerto porcino. A percentagem de material de enxerto residual foi de 20,47 (15,29) e 19,52 (9,19), respetivamente. **(LV (j))**. Noutro artigo, foi relatado que o osso novo foi de 43,71 ± 5,63% para o aumento do rebordo horizontal utilizando aloenxerto ósseo liofilizado cortico-esponjoso (FDBA) e membrana de colagénio e 46,07 ± 6,34% para o aumento do rebordo horizontal utilizando aloenxerto ósseo liofilizado cortico-esponjoso (FDBA) com enxerto ósseo autógeno e membrana de colagénio. Consequentemente, as partículas de enxerto restantes foram registadas como sendo 9,86 ± 2,16% e 9,08 ± 2,33%, respetivamente **(HM (k))**. Percentagem de área da densidade óssea: 52,53 ± 1,68% para enxertos de osso mandibular do mento sinfisário seguidos de compactação dos espaços inter-posicionais com uma mistura de partículas iguais de xenoenxerto e partículas esponjosas autógenas e 47,97 ± 1,83% para enxertos de osso mandibular retromolar seguidos de compactação dos espaços inter-posicionais com uma mistura de partículas iguais de xenoenxerto e partículas esponjosas autógenas. **(MM (l))**. O tecido mineralizado foi representado noutro artigo como sendo 41,6% para a preservação do rebordo com coágulo sanguíneo (BC) coberto por uma membrana de barreira de polietilenoglicol (PEG), 47,8% para a preservação do rebordo com material de aloenxerto ósseo (AL) coberto por uma membrana de barreira de polietilenoglicol (PEG) 37,1% para a preservação do rebordo com mineral ósseo bovino (BB) - xenoenxerto coberto por uma membrana de barreira de polietilenoglicol (PEG). **(SR (u))**. A Tabela 4 resume todos estes resultados.

Avaliação do risco de enviesamento dos estudos incluídos

O risco de viés foi avaliado na presente revisão sistemática para todos os estudos selecionados, de acordo com a ferramenta Revised Cochrane Risk Bias Tool for Randomized Trials editada por Julian PT Higgins, Jelena Savović, Matthew J Page, Jonathan AC Sterne que é a versão de 22 de agosto de 2019 que é mais modificada e altamente considerada como ferramenta RoB2. 16 dos 27 estudos incluídos foram classificados como "Baixo risco de viés". 5 estudos foram classificados como "algumas preocupações" e os restantes 6 estudos foram classificados como tendo "alto risco de viés". Para todos os estudos incluídos, o risco de viés decorrente do processo de aleatorização foi baixo, uma vez que só foram incluídos na presente revisão sistemática ensaios clínicos aleatorizados em que as diferenças de base entre os grupos de intervenção não sugeriam um problema com o processo de aleatorização. Houve falta de informações sobre o cegamento dos participantes, pessoal, avaliação de resultados, dados de pacientes ausentes, períodos de curta duração, período de tempo de colocação do implante e cálculo do tamanho da amostra observados nos estudos. A Tabela 5 resume todos esses resultados.

DISCUSSÃO

Uma largura adequada do rebordo é uma necessidade para uma colocação bem sucedida de implantes dentários. No entanto, a perda do dente leva a uma alteração acentuada das dimensões do rebordo alveolar. Isto acontece devido à reabsorção da superfície e à perda do osso que pertence ao dente. Por isso, a preservação alveolar é altamente recomendada (Hämmerle et al. 2012). Para minimizar esta reabsorção e, assim, evitar alterações dimensionais do rebordo, foram propostas várias abordagens sob o conceito de "preservação do rebordo alveolar" (Barootchi et al., 2019). Uma das muitas abordagens é a manutenção das paredes ósseas com o uso de materiais substitutos ósseos, ou seja, enxertos. Os enxertos são geralmente cobertos por uma membrana. Podem ser utilizados diferentes tipos de substitutos ósseos, tais como enxerto ósseo autógeno, aloenxerto ósseo desmineralizado liofilizado, sulfato de cálcio e bioglass de hidroxiapatita sintética, xenoenxertos, entre outros.

O enxerto ósseo autógeno é até à data considerado como padrão de ouro para o tratamento de defeitos ósseos para regenerar o osso em falta. Proporciona quantidade e qualidade óssea adequadas para a colocação de implantes dentários (Naenni et al., 2019; Stern & Barzani, 2015). Não induz reações imunológicas e contém propriedades osteogénicas, osteoindutoras e osteocondutoras. (Galindo-Moreno P et al 2008) Curiosamente, alguns estudos observaram níveis ósseos marginais favoráveis durante o período de acompanhamento (Chappuis et al., 2017; Mordenfeld et al., 2017), enquanto outros estudos relataram maior perda óssea marginal em comparação com os implantes colocados no osso nativo (Thoma et al., 2019). As limitações da colheita de um enxerto ósseo autógeno são a morbidade adicional resultante do procedimento de colheita. Além disso, os resultados relacionados com o paciente são desfavoráveis, pois incluem dor pós-operatória e distúrbios sensoriais (Nkenke & Neukam, 2014; Raghoebar et al., 2007). A fim de ultrapassar estas limitações, foram propostos procedimentos regenerativos adicionais para o aumento do rebordo. Os dados obtidos aplicando várias combinações de materiais substitutos ósseos, membranas e mediadores biológicos demonstraram alta estabilidade do enxerto e altas taxas de sobrevivência do implante (Briguglio et al., 2019; Jung et al., 2009; Meloni et al., 2019; Wessing et al., 2017). Isto levou à produção de substitutos para enxertos autógenos que incluem o desenvolvimento de aloenxertos, aloplastos e xenoenxertos.

Os xenoenxertos são derivados de animais. Um dos xenoenxertos mais utilizados em medicina dentária é a matriz óssea bovina desproteinada (DBBM). Este xenoenxerto derivado de bovinos é submetido a um processo de purificação em várias fases para remover todos os componentes orgânicos, deixando para trás uma matriz mineral óssea de hidroxiapatite cristalina anorgânica que é biocompatível e física e quimicamente semelhante ao osso humano. A arquitetura óssea após o processamento resulta numa disposição macro e microporosa interligada que facilita a angiogénese e a formação e crescimento de novo osso. O DBBM tem sido utilizado com sucesso em vários procedimentos cirúrgicos periodontais e orais. No entanto, apesar da eficácia do xenoenxerto bovino em procedimentos cirúrgicos orais, têm-se procurado fontes alternativas de material de xenoenxerto devido a preocupações com a potencial transmissão da encefalopatia espongiforme bovina (EEB) ou a possíveis objecções dos doentes por motivos religiosos. À semelhança dos xenoenxertos de bovinos, a estrutura cristalina dos xenoenxertos de suínos é comparável à do osso humano após o processamento. A matriz mineral óssea inorgânica tem uma arquitetura porosa macro e microscópica interligada que reduz a densidade aparente do enxerto e permite um maior espaço vazio para o crescimento de novo osso. Apesar de os produtos derivados de suínos estarem amplamente disponíveis na medicina dentária, existem poucos dados sobre a eficácia osteocondutora destes produtos e sobre a sua comparação com os xenoenxertos bovinos normalmente utilizados.

Os resultados radiográficos relacionados com a perda ou ganho ósseo radiográfico são estudados e comparados nesta revisão sistemática como um resultado primário. Os valores médios pós-operatórios da espessura do aumento ou da largura da crista no seguimento foram comparáveis em 12 dos artigos incluídos**. (IG (a), BS (d), MZ (g), AM (i), LV (j), HM (k), JB (n), TD (p), LR (t), JR (v), LJ (w), MA (z)). Destes,** 6 artigos **(IG (a), LV (j), HM (k), JB (n), JR (v), LJ (w))** relataram a largura do rebordo ou a espessura do aumento utilizando xenoenxerto. O enxerto autógeno foi efectuado num dos artigos **(MZ (g)).** 5 artigos compararam enxertos xenogénicos e autógenos **(BS (d), AM (i), TD (p), LR (t), MA (z))**

Os níveis de osso marginal foram avaliados em 8 dos artigos avaliados **(IG (a), JR (c), BS (d), SA (e), HJ (f), BS (h), MS (x), MA (ab))**, onde diferentes estudos concluíram que os níveis de tecido duro marginal em locais de autoenxertos e xenoenxertos são óptimos, tendo alguns estudos concluído que são excelentes. Por conseguinte, as taxas de sobrevivência dos implantes foram elevadas devido à presença de osso marginal ótimo.

A taxa de sobrevivência dos implantes foi relatada como sendo de 100% em vários artigos (**IG (a), JR (c), BS (d), MS (x), MA (z)**), enquanto que foi de 95,7% quando a cicatrização espontânea foi permitida sem qualquer colocação de enxerto (**JB (b)**). Um dos estudos relatou uma taxa de sobrevivência de 85% no grupo de controlo em que a preservação do rebordo foi efectuada utilizando enxerto de bloco de osso autógeno coberto com mineral ósseo bovino desproteinizado (**HJ (f)**). 94,4% de taxa de sobrevivência no grupo de teste em que o aumento do rebordo foi efectuado com uma mistura de enxertos de 90:10 (DPBB: AB) (**MM (ad)**)

A estabilidade do implante foi registada utilizando o quociente de estabilidade do implante. A estabilidade primária foi de 77,1 com um desvio padrão de 6,9 para o enxerto ósseo autógeno e de 77,0 com um desvio padrão de 5,9 para o xenoenxerto. Por outro lado, a estabilidade secundária para o enxerto autógeno foi de 81,8 com um desvio-padrão de 5,1 e para o xenoenxerto foi de 80,1 com um desvio-padrão de 3,8 (**SA (e)**)

Nos artigos incluídos na presente revisão sistemática, 5 artigos estudaram os resultados histológicos. A percentagem de osso enxertado foi de 12,2 (7,7) para o enxerto autógeno e de 22,1 (10,9) para o enxerto xenogénico, com um valor de P de 0,001. A percentagem de osso novo formado foi de 47,3 (14,8) para o enxerto autógeno e de 34,9 (13,2) para o enxerto xenogénico. (**SA (e)**). A percentagem média da área óssea na área aumentada foi de 28,18% para a ROG com membrana de colagénio nativo utilizando uma mistura de osso autógeno e mineral ósseo bovino anorgânico (ABBM) 1:1 e 27,8% para a ROG com malha de titânio utilizando uma mistura de osso autógeno e mineral ósseo bovino anorgânico (ABBM) 1:1. Os espaços da medula óssea representaram 48,11% para a ROG com membrana de colagénio nativo utilizando uma mistura de osso autógeno e mineral ósseo bovino anorgânico (ABBM) 1:1 e 48,5% para a ROG com malha de titânio utilizando um mineral ósseo bovino anorgânico e autógeno (ABBM) 1:1. (**AM (i)**). A percentagem de osso vital foi de 36,21 com um desvio padrão acentuado de 26,51 para a preservação do rebordo utilizando material de xenoenxerto bovino e de 31,27 com um desvio padrão de 16,23 para a preservação do rebordo utilizando material de xenoenxerto porcino. A percentagem de material de enxerto residual foi de 20,47 (15,29) e 19,52 (9,19), respetivamente. (**LV (j)**). Noutro artigo, foi relatado que o osso novo foi de 43,71 ± 5,63% para o aumento do rebordo horizontal utilizando aloenxerto ósseo liofilizado cortico-esponjoso (FDBA) e membrana de colagénio e 46,07 ± 6,34% para o aumento do rebordo horizontal utilizando aloenxerto ósseo liofilizado cortico-esponjoso (FDBA) com enxerto ósseo autógeno e membrana de colagénio. Por conseguinte, as partículas de enxerto remanescentes foram registadas como sendo 9,86 ± 2,16% e 9,08 ± 2,33%, respetivamente **(HM (k)).** Percentagem de área da densidade óssea: 52,53 ± 1,68% para enxertos de osso mandibular do mento sinfisário seguidos de compactação dos espaços inter-posicionais com uma mistura de partículas iguais de xenoenxerto e partículas esponjosas autógenas e 47,97 ± 1,83% para enxertos de osso mandibular retromolar seguidos de compactação dos espaços inter-posicionais com uma mistura de partículas iguais de xenoenxerto e partículas esponjosas autógenas. **(MM (l)).** O tecido mineralizado foi representado noutro artigo como sendo 41,6% para a preservação do rebordo com coágulo sanguíneo (BC) coberto por uma membrana de barreira de polietilenoglicol (PEG), 47,8% para a preservação do rebordo com material de aloenxerto ósseo (AL) coberto por uma membrana de barreira de polietilenoglicol (PEG) 37,1% para a preservação do rebordo com mineral ósseo bovino (BB) - xenoenxerto coberto por uma membrana de barreira de polietilenoglicol (PEG). **(SR (u)).**

O risco de viés foi avaliado na presente revisão sistemática para todos os estudos selecionados, de acordo com a ferramenta Revised Cochrane Risk Bias Tool for Randomized Trials editada por Julian PT Higgins, Jelena Savović, Matthew J Page, Jonathan AC Sterne que é a versão de 22 de agosto de 2019 que é mais modificada e altamente considerada como ferramenta RoB2. 16 dos 27 estudos incluídos foram classificados como "Baixo risco de viés". 5 estudos foram classificados como "algumas preocupações" e os restantes 6 estudos foram classificados como tendo "alto risco de viés". Para todos os estudos incluídos, o risco de viés decorrente do processo de aleatorização foi baixo, uma vez que só foram incluídos na presente revisão sistemática ensaios clínicos aleatorizados em que as diferenças de base entre os grupos de intervenção não sugeriam um problema com o processo de aleatorização. Houve falta de informação relativamente à ocultação dos participantes, pessoal, avaliação de resultados, dados de pacientes em falta, períodos de curta duração, período de tempo de colocação do implante, cálculo do tamanho da amostra observado nos estudos.

Na presente revisão sistemática, foram observadas algumas limitações nos estudos incluídos: ausência de resultados histológicos, parâmetros clínicos como a profundidade de sondagem, a placa bacteriana e o índice de hemorragia não foram avaliados, os tecidos moles em redor do implante não foram avaliados, a distribuição dos diferentes locais receptores, o tamanho reduzido da amostra e a elevada taxa de desistência presente em alguns dos estudos incluídos.

Além disso, são necessários estudos aleatórios e revisões sistemáticas para avaliar a capacidade de regeneração óssea e as desvantagens dos enxertos autógenos e xenógenos para o aumento do rebordo para colocação de implantes dentários e a saúde dos tecidos peri-implantares.

CONCLUSÃO

O enxerto ósseo autógeno é considerado um padrão de ouro para o enxerto ósseo. A presente revisão sistemática propõe que os enxertos ósseos xenogénicos, especialmente os enxertos ósseos derivados de bovinos, têm resultados radiológicos comparáveis, uma excelente taxa de sobrevivência dos implantes e resultados histológicos comparáveis aos dos enxertos ósseos autógenos. As limitações metodológicas dos estudos incluídos impedem quaisquer conclusões relativamente à estabilidade do implante do rebordo preservado com enxertos ósseos xenogénicos ou autógenos. É necessário um maior número de ensaios clínicos aleatórios e controlados para comprovar a eficácia dos xenoenxertos. Dentro das limitações destes estudos, a presente revisão sistemática conclui que os xenoenxertos podem ser utilizados para substituir os enxertos autógenos em caso de insuficiência de enxerto autógeno ou para reduzir a morbilidade do paciente.

REFRÊNCIAS

1. Chiapasco M, Casentini P, Zaniboni M. Procedimentos de aumento ósseo em implantologia dentária. Int J Oral Maxillofacial Implants. 2009;24: 237-259.

2. Saima S, Jan S, Shah A, Yousuf A, Batra M. Enxertos ósseos e substitutos ósseos em odontologia. J Oral Res Rev. 2016;8:36-38.

3. Kumar P, Vinitha B, Fathima G. Enxertos ósseos em medicina dentária. J Pharm Bioallied. 2013;5:125-127.

4. Giannoudis PV, Dinopoulos H, Tsiridis E. Substitutos ósseos: uma atualização. Injury. 2005;36:S20-S27.

5. Misch CE, Dietsh F. Materiais de enxerto ósseo em implantologia dentária. Implant Dent. 1993;2:158-167.

6. Nazirkar G, Singh S, Dole V, Nikam A. Effortless effort in bone regeneration: a review. J Int Oral Health. 2014;6:120-124.

7. Hallman M, Thor A. Bone substitutes and growth factors as an alternative/complement to autogenous bone for grafting in implant dentistry. Periodontologia 2000. 2008 Jun;47(1):172-92.

8. Hising P, Bolin A, Branting C. Reconstruction of severe resorbed alveolar ridge crests with dental implants using a bovine bone mineral for augmentation. Int J Oral Maxillofac Implants 2001: 16: 90-97

9. Boeck-Neto RJ, Gabrielli M, Lia R, Marcantonio E, Shibli JA, Marcantonio E Jr. Análise histomorfométrica do osso formado após o aumento do assoalho do seio maxilar por enxerto com uma combinação de osso autógeno e aloenxerto ósseo liofilizado desmineralizado ou hidroxiapatita. J Periodontol 2002: 73: 266-270.

10. Ewers R. Maxilla sinus grafting with marine algae derived bone forming material: a clinical report of long-term results. J Oral Maxillofac Surg 2005: 63: 1712-1723.

11. Jensen SS, Aaboe M, Pinholt EM, Hjorting-Hansen E, Melsen F, Ruyter IE. Reação tecidular e características materiais de quatro substitutos ósseos. Int J Oral Maxillofac Implants 1996: 11: 55-66.

12. Işık G, Özden Yüce M, Koçak-Topbaş N, Günbay T. Regeneração óssea guiada simultânea à colocação de implantes usando xenoenxerto derivado de bovino com e sem fibrina rica em plaquetas líquida: um ensaio clínico controlado randomizado. Clin Oral Investig. 2021 Sep;25(9):5563-5575.

13. Jonker BP, Strauss FJ, Naenni N, Jung RE, Wolvius EB, Pijpe J. A colocação precoce de implantes com ou sem preservação do rebordo alveolar em gaps dentários unitários produz

resultados estéticos, clínicos e relatados pelo paciente semelhantes: Resultados de um ano de um ensaio clínico aleatório. Clin Oral Implants Res. 2021 Sep;32(9):1041-1051.

14. Jung RE, Kovacs MN, Thoma DS, Hämmerle CHF. Título informativo: Regeneração óssea guiada com e sem rhBMP-2: resultados de 17 anos de um ensaio clínico controlado randomizado. Clin Oral Implants Res. 2022 Mar;33(3):302-312.

15. Bienz SP, Payer M, Hjerppe J, Hüsler J, Jakse N, Schmidlin PR, Hämmerle CHF, Jung RE, Thoma DS. O aumento ósseo primário conduz a condições de tecido marginal igualmente estáveis, comparando a utilização de blocos de xenoenxerto infundidos com BMP-2 e blocos de osso autógeno: Uma análise 3D após 3 anos. Clin Oral Implants Res. 2021 Dec;32(12):1433-1443.

16. Santos A, Botelho J, Machado V, Borrecho G, Proença L, Mendes JJ, Mascarenhas P, Alcoforado G. Autogenous Mineralized Dentin versus Xenograft granules in Ridge Preservation for Delayed Implantation in Post-extraction Sites: Um ensaio clínico controlado randomizado com um acompanhamento de 18 meses. Clin Oral Implants Res. 2021 Aug;32(8):905-915.

17. Hartlev J, Schou S, Isidor F, Nørholt SE. A clinical and radiographic study of implants placed in autogenous bone grafts covered by either a platelet-rich fibrin membrane or deproteinised bovine bone mineral and a collagen membrane: a pilot randomised controlled clinical trial with a 2-year follow-up. Int J Implant Dent. 2021 Feb 8;7(1):8.

18. Mahmoud ZT, Wainwright M, Troedhan A. Flapless Piezotome Crest Split Alcança Resultados Comparáveis a Enxertos Autólogos Onlay com Significativamente Menos Morbilidade e Complicações do Paciente - Um Estudo Clínico Randomizado. J Oral Maxillofac Surg. 2020 Nov;78(11):1953-1964.

19. Byun SH, Kim SY, Lee H, Lim HK, Kim JW, Lee UL, Lee JB, Park SH, Kim SJ, Song JD, Jang IS, Kim MK, Kim JW. Expansor de tecido mole para rebordos alveolares atrofiados verticalmente: Estudo prospetivo, multicêntrico, randomizado e controlado. Clin Oral Implants Res. 2020 Jul;31(7):585-594.

20. Atef M, Tarek A, Shaheen M, Alarawi RM, Askar N. Aumento do rebordo horizontal utilizando a membrana de colagénio nativo vs malha de titânio em rebordos maxilares atróficos: Ensaio clínico aleatório. Clin Implant Dent Relat Res. 2020 Abr;22(2):156-166.

21. Lai VJ, Michalek JE, Liu Q, Mealey BL. Preservação da crista após extração dentária utilizando xenoenxerto bovino em comparação com xenoenxerto porcino: Um ensaio clínico controlado e aleatório. J Periodontol. 2020 Mar;91(3):361-368.

22. Hashemipoor M, Asghari N, Mohammadi M, Kalantari M, Arabsolghar M, Ranjbar H. Avaliação radiológica e histológica do aumento do rebordo horizontal utilizando aloenxerto ósseo liofilizado corticocancelo com e sem osso autógeno: Um ensaio clínico controlado e aleatório. Clin Implant Dent Relat Res. 2020 Oct;22(5):582-592.

23. Mounir M, Morsy OAE, Amer H, Mounir S, Gibaly A. Avaliação da qualidade óssea utilizando conchas corticais autógenas bucais e palatinas colhidas de dois locais diferentes de dadores mandibulares para aumento do rebordo alveolar maxilar: um ensaio clínico aleatório histomorfométrico. Oral Maxillofac Surg. 2021 Jun;25(2):263-269.

24. Merli M, Nieri M, Mariotti G, Merli M, Franchi L, Quiroga Souki B. A técnica da cerca: Enxerto ósseo autógeno versus 50% de matriz óssea bovina desproteinizada / 50% de enxerto ósseo autógeno - Um ensaio clínico controlado randomizado duplo-cego. Clin Oral Implants Res. 2020 Dec;31(12):1223-1231.

25. Jonker BP, Gil A, Naenni N, Jung RE, Wolvius EB, Pijpe J. Contorno dos tecidos moles e avaliação radiográfica da preservação do rebordo na colocação precoce de implantes: Um ensaio clínico controlado e aleatório. Clin Oral Implants Res. 2021 Jan;32(1):123-133.

26. Hartlev J, Spin-Neto R, Schou S, Isidor F, Nørholt SE. Avaliação por tomografia computorizada de feixe cónico do aumento do rebordo lateral faseado utilizando fibrina rica em plaquetas ou membranas de colagénio reabsorvíveis num ensaio clínico controlado e aleatório. Clin Oral Implants Res. 2019 Mar;30(3):277-284.

27. Thoma DS, Bienz SP, Payer M, Hüsler J, Schmidlin PR, Hämmerle CHF, Jakse N, Jung RE. Estudo clínico randomizado usando blocos de xenoenxerto carregados com proteína

morfogenética óssea-2 ou blocos de osso autógeno para aumento de crista - Uma análise tridimensional. Clin Oral Implants Res. 2019 Sep;30(9):872-881.

28. El Zahwy M, Taha SAAK, Mounir R, Mounir M. Avaliação do aumento do rebordo vertical e da perda óssea marginal utilizando técnicas de enxerto autógeno onlay vs inlay com colocação simultânea de implantes na zona estética anterior do maxilar: Um ensaio clínico aleatório. Clin Implant Dent Relat Res. 2019 Dec;21(6):1140-1147.

29. Lima RG, Lima TG, Francischone CE, Turssi C, Souza Picorelli Assis NM, Sotto-Maior BS. Dinâmica do Volume Ósseo e Torque de Colocação de Implantes em Defeitos Ósseos Horizontais Reconstruídos com Osso Autógeno ou Xenógeno em Bloco: Um Ensaio Clínico Prospetivo, Randomizado, Controlado, Split-Mouth. Int J Oral Maxillofac Implants. 2018 Jul/Ago;33(4):888-894.

30. Santana R, Gyurko R, Kanasi E, Xu WP, Dibart S. Membrana de barreira polimérica sintética associada a coágulo sanguíneo, aloenxerto humano ou substituto ósseo bovino para preservação do rebordo: um ensaio clínico e histológico randomizado e controlado. Int J Oral Maxillofac Surg. 2019 maio;48(5):675-683.

31. Jung RE, Sapata VM, Hämmerle CHF, Wu H, Hu XL, Lin Y. Utilização combinada de material substituto ósseo xenogénico coberto com uma membrana de colagénio nativa de duas camadas para preservação do rebordo alveolar: Um ensaio clínico controlado e randomizado. Clin Oral Implants Res. 2018 maio;29(5):522-529.

32. Lee JS, Cha JK, Kim CS. Regeneração do rebordo alveolar de alvéolos de extração danificados utilizando minerais ósseos desproteinizados de origem suína versus bovina: Um ensaio clínico randomizado. Clin Implant Dent Relat Res. 2018 Oct;20(5):729-737. doi: 10.1111/cid.12628. Epub 2018 Jul 27.

33. Marconcini S, Giammarinaro E, Derchi G, Alfonsi F, Covani U, Barone A. Resultados clínicos de implantes colocados em locais com crista preservada versus locais sem preservação: Um ensaio clínico aleatório de 4 anos. Clin Implant Dent Relat Res. 2018 Dec;20(6):906-914.

34. Mendoza-Azpur G, de la Fuente A, Chavez E, Valdivia E, Khouly I. Aumento do rebordo horizontal com regeneração óssea guiada utilizando substitutos ósseos xenogénicos particulados

com ou sem enxertos autógenos em bloco: Um ensaio aleatório controlado. Clin Implant Dent Relat Res. 2019 Aug;21(4):521-530.

35. Natale Júnior V, Souza FÁ, Vedovatto E, Nishioka RS, Poli PP, Carvalho PSP. Preservação de cavidades dentárias preenchidas com compósito de osso bovino. Um ensaio clínico randomizado simples-cego. Braz Dent J. 2018 Nov-Dez;29(6):583-591.

36. Mordenfeld A, Aludden H, Starch-Jensen T. Aumento do rebordo lateral com dois rácios diferentes de osso bovino desproteinizado e osso autógeno: Um seguimento de 2 anos de um ensaio aleatório e controlado. Clin Implant Dent Relat Res. 2017 Oct;19(5):884-894.

37. Mounir M, Mounir S, Abou-Elfetouh A, Shaker MA. Avaliação do aumento do rebordo vertical na zona estética anterior utilizando xenoenxertos onlay com malha de titânio versus a técnica de enxerto ósseo inlay: Um ensaio clínico aleatório. Int J Oral Maxillofac Surg. 2017 Nov;46(11):1458-1465.

38. Aimetti M, Manavella V, Corano L, Ercoli E, Bignardi C, Romano F. Three-dimensional analysis of bone remodeling following ridge augmentation of compromised extraction sockets in periodontitis patients: Um estudo controlado e aleatório. Clin Oral Implants Res. 2018 Feb;29(2):202-214.

Anexos

QUADRO 1: CARACTERÍSTICAS DO ESTUDO

Sr. não	Referência Id	Nome do autor (ano de estudo)	Nome do jornal	Conceção do estudo	Conduzido de acordo com	Aprovação do protocolo
1.	IG (a)	Işık G, Yüce MO, Koçak-Topbaş N, Günbay T (2021)	Investigações clínicas orais	Ensaio clínico controlado e aleatório	Declaração de Helsínquia de 1975 Declaração Consolidated Standards of Reporting Trials (CONSORT) e registado no ClinicalTrials.gov (NCT04709523) .	Comité de ética local (Nº: 17-12.1/34).

2.	JB (b)	Jonker BP, Strauss FJ, Naenni N, Jung RE, Wolvius EP, Pijpe J (2021)	Investigação clínica sobre implantes orais	Ensaio clínico aleatório	Declaração de Helsínquia de 1975 registado no Registo de ensaios neerlandês (NL6497).	O comité de ética médica, o comité central para a saúde humana assuntos. (MEC-2015-016; NL49965.078.14)
3.	JR (c)	Jung RE, Kovacs MN, Thoma DS, Hämmerle CHF (2021)	Investigação clínica sobre implantes orais	Boca dividida Clínica controlada aleatória ensaio	NS	Comité de ética local (número de aprovação 2018-00111).

4.	BS (d)	Bienz SP, Payer M, Hjerppe J, Hüsler J, Jakse N, SchmidlinP R, Hämmerle C HF, Jung RE, Thoma DS (2021)	Investigação clínica sobre implantes orais	Prospetiva, ensaio clínico aleatório e controlado	NS	O comité de ética local de Zurique (KEK-ZH-Nº 2010-0213/5) e de Graz (24-372 ex 11/12)
5.	SA (e)	Santos A, Botelho J, Machado V, Borrecho G, Proença L, Mendes JJ, Mascarenhas P, Alcoforado G (2021)	Investigação clínica sobre implantes orais	Ensaio clínico aleatório, de centro único, simples-cego, de grupo paralelo, com aleatorização	Declaração de Helsínquia, revista em 2013. Diretriz Consolidated Standards of Reporting Trials (CONSORT) 2010	Comissão de Ética da Faculdade de Medicina Dentária da Universidade de Lisboa (CES-FMDUL-9/3/2018)

6.	HJ (f)	Hartlev J, Schou S, Isidor F, Nørholt SE (2021)	Revista Internacional de Implantodontia	Ensaio clínico piloto controlado e aleatório	Declaração de Helsínquia e as directrizes internacionalmente aceites para RCT, incluindo a declaração CONSORT	Comité de Ética, Região da Dinamarca Central, Dinamarca (ID do projeto: 44710).
7.	MZ (g)	Mahmoud ZT, Wainwright M, Troedhan A (2020)	Jornal de Cirurgia Oral e Maxilofacial	Ensaio clínico aleatório, multicêntrico e não cego	Declaração de Helsínquia.	Comités de ética institucionais de as instituições participantes
8.	BS (h)	Byun SH, Kim SY, Lee H, Lim HK, Kim JW, Lee UL, et al (2020)	Investigação clínica sobre implantes orais	Ensaio prospetivo, multicêntrico, aleatório e controlado	Declarações de Helsínquia aceite internacionalmente directrizes para RCTs, incluindo a declaração CONSORT	O comité de revisão institucional da Universidade Ewha Womans Hospital (IRB n.º 2016-11-003-017)

9.	AM (i)	Atef M, Tarek A, Shaheen M, Alarawi RM e Askar N (2020)	Implantologia clínica e investigação relacionada	Ensaio clínico aleatório	NS	Comité de ética da Faculdade de Medicina Dentária, Universidade do Cairo.
10.	LV (j)	Lai VJ, Michalek JE, Liu Q e Mealey BL (2020)	Jornal de Periodontologia	Ensaio clínico controlado e aleatório	Declaração de Helsínquia de 1975, revista em 2013	Revisão Institucional Conselho de Administração da UT Health San Antonio (UTHSA)

11.	HM (k)	Hashemipoor M, Asghari N, Mohammadi M, Kalantari M, Arabsolghar M, Ranjbar H (2020)	Implantologia clínica e investigação relacionada	Randomizado ensaio clínico controlado	Registo Iraniano de Ensaios Clínicos (IRCT) (IRCT201109165305N3)	Comité de Ética da Universidade de Ciências Médicas de Kerman e do Comité de Ética (IR.KMU.REC.1396.1098.)
12.	MM (l)	Mounir M, Morsy OAE, Amer H, Mounir S, Gibaly A (2020)	Cirurgia oral e maxilofacial	Ensaio clínico aleatório histomorfométrico	1964 Helsínquia declaração e suas alterações posteriores registado em www.clinicaltrials.gov (número de registo NCT03607006).	Comité de Ética e Investigação da Faculdade de Medicina Dentária do Cairo Universidade

13.	MM (m)	Merli M, Nieri M, Mariotti G, Merli M, Franchi L, Bernardo, Quiroga Souki (2020)	Investigação clínica sobre implantes orais	Ensaio clínico duplamente cego, aleatório e controlado	Declaração de Helsínquia.	Comité de Ética Independente (Comité de Ética IRST-IRCCS - Area Vasta Romagna) (protocolo 962/2015 I.5/95, data 20-02-2015).
14.	JB (n)	Jonker BP, Gil A, Naenni N, Jung RE, Wolvius EB, Pijpe J (2020)	Investigação clínica sobre implantes orais	Randomizado ensaio clínico controlado	Declaração de Helsínquia. A declaração CONSORT foi utilizada para comunicação	O comité de ética médica, o comité central para os assuntos humanos (MEC-2015-016; NL49965.078.14)

15.	HJ (o)	Hartlev J, Neto R S, Schou S, Isidor F, Nørholt S E (2019)	Investigação clínica sobre implantes orais	Ensaio clínico controlado e aleatório	Declaração de Helsínquia e as directrizes internacionalmente aceites para os RCT, incluindo o CONSORT	Comité de Ética da Região da Dinamarca Central,
16.	TD (p)	Thoma DS, Bienz SP, Payer M, Hüsler J, Schmidlin PR, Hämmerle C HF, Jakse N, Jung RE (2019)	Investigação clínica sobre implantes orais	Ensaio clínico aleatório e controlado	NS	Comité de ética local de Zurique (KEK-ZH-Nr. 2010 0213/5) e Graz (24-372 ex 11/12)

17.	MZ (s)	Mohd Zahwy EL, Taha SA AK, Mounir R, Mohd Mounir (2019)	Implantologia clínica e investigação relacionada	Ensaio clínico aleatório	NS	Comité de ética e investigação da Universidade do Cairo
18.	LR (t)	Lima RG, Lima TG, Francischone CE, Turssi C, Assis NM SP, Sotto-Maior BS (2018)	Jornal Internacional de Implantes Orais e Maxilofaciais	Ensaio clínico prospetivo, aleatório, controlado, de boca dividida	Declaração de Helsínquia de 1975, Declaração CONSORT seguida	Comité de ética em investigação do Instituto e Centro de Investigação São Leopoldo Mandic, Campinas, São Leopoldo, Brasil

19.	SR (u)	Santana R, Gyurko R, Kanasi E, Xu WP, Dibart S (2018)	Jornal Internacional de Cirurgia Oral e Maxilofacial	Randomizado, prospetivo, de braço paralelo, controlado, clínico e histológico.	Declaração de Helsínquia de 1975, revista em 2000	Institucional Conselho de Revisão da Universidade de Boston para investigação
20.	JR (v)	Jung RE, Sapata VM, Hämmerle CHF, Wu H, Xiu-lian, Lin Y (2018)	Investigação clínica sobre implantes orais	Ensaio clínico prospetivo, aleatório, controlado	Declaração de Helsínquia de 1975, revista em 2000	Comité de Ética da Escola e Hospital de Estomatologia da Universidade de Pequim, China (Ref. Nº PKUSSIRB-2012003)
21.	LJ (w)	Lee JS, Cha JK, Kim CS (2018)	Implantologia clínica e investigação relacionada	Ensaio clínico aleatório, simples-cego	Declaração de Helsínquia (versão de Tóquio) revista em 2004) e Directrizes de Boas Práticas Clínicas	Comité de Revisão Institucional para a Investigação Clínica Investigação no Hospital Dentário da

						Universidade de Yonsei (Aprovação no. 2-2015-0009)
22.	EM (x)	Marconcini S, Giammarinaro E, Derchi G, Alfonsi F, Covani U, Barone A (2018)	Implantologia clínica e investigação relacionada	Ensaio clínico aleatório de 4 anos	Declaração de Helsínquia revista em 2000 comunicada de acordo com a declaração CONSORT	Hospital de Versilia Comité de Ética para a investigação (formulário de aprovação ética 214/2012; Identificador ClinicalTrials.gov: NCT02644070).

23.	MA (z)	Mendoza-Azpur G, Fuente A, Chavez E, Valdivia E, Ismael Khouly (2018)	Implantologia clínica e investigação relacionada	Centro único, prospetivo, controlado, ensaio clínico aleatório de braços paralelos	Declaração CONSORT	Comité de Ética da Investigação da Faculdade de Medicina Dentária, CSU, Lima (Peru)
24.	NV (aa)	Natale V Jr, Souza FA, Vedovatto E, Nishioka RS, Poli PP, Carvalho PSP (2018)	Revista Brasileira de Odontologia	Ensaio Clínico Aleatorizado Simples-Cego	Declaração de Helsínquia Directrizes CONSORT (www.consort-statement.org) Registo brasileiro de ensaios clínicos (URL: http://www.ensaiosclinicos.gov.br/rg/edit/5519/)	Centro de Investigação Dentária (CPO) de Centro de Pesquisas São Leopoldo Mandic, (Protocolo número 2010/0195.)

25.	MA (ab)	Mordenfeld A, Aludden H, Starch-Jensen T (2017)	Implantologia clínica e investigação relacionada	Ensaio aleatório e controlado com 2 anos de seguimento	NS	ética regional comité de revisão em Uppsala, Suécia, DNR 2008/378.
26.	MM (anúncio)	Mounir M, Mounir A, Elfetouh A (2017)	Revista internacional de cirurgia oral e maxilofacial	Um estudo aleatório ensaio clínico	de acordo com as directrizes do consórcio.	Comité de ética de Universidade do Cairo.
27.	AM (ae)	Aimetti M, Manavella V, Corano L, Ercoli E, Bignardi C, Romano F (2017)	Investigação clínica sobre implantes orais	centro único, clínica prospetiva, aleatória e controlada ensaio	Mundo revisto Declaração de Helsínquia da Associação Médica	Comité de Ética Institucional (Protocolo n.° 695/2015).

QUADRO 2: CARACTERÍSTICAS DOS PARTICIPANTES

Sr. não	Referência Id	Área geográfica	Idade (anos)	Idade média (anos)	Género	Consentimento	Tamanho da amostra	Estado de fumador
1.	IG (a)	Alemanha	>18	50.85 ± 7.71	22 F 18 M	Obtido	40 (98 sítios)	Excluído
2.	JB (b)	Países Baixos	>18	50 ± 13	42 F 33 M	Obtido	75	Excluído
3.	JR (c)	Suíça	>18	53	7 F 4 M	Obtido	11 (34 sítios)	Excluído
4.	BS (d)	Suíça	>18	52.1 ± 15.4	10 F 14 M	Obtido	24 (40 sítios)	fumar ≤10 cigarros por dia
5.	SA (e)	Portugal	>18	61.5 ± 13.1	31 F 21 M	Obtido	52 (66 sítios)	fumar ≤10 cigarros por dia
6.	HJ (f)	Dinamarca	> 20	47. 9	12 F 15 M	Obtido	27	Incluído
7.	MZ (g)	Egipto	NS	63.2 ± 19.2	603 F 461 M	Obtido	1064	NS

8.	BS (h)	Coreia	> 20 < 75	54.13 ± 12.66	22 F 24 M	Obtido	46	Excluído
9.	AM (i)	Egipto	20-60	NS	NS	Obtido	20	NS
10.	LV (j)	Texas	NS	57	27 F 17 M	Obtido	44	fumar ≤10 cigarros por dia
11.	HM (k)	Irão	≥18	NS	27 F 15 M	Obtido	42	fumar ≤10 cigarros por dia
12.	MM (l)	Egipto	35-57	NS	5 F 9 M	Obtido	14	NS
13.	MM (m)	Itália	≥18	51.6 ± 14.0	15 F 15 M	Obtido	30	fumar ≤20 cigarros por dia
14.	JB (n)	Países Baixos	>18	50 ± 13	42 F 33 M	Obtido	75	Excluído
15.	HJ (o)	Dinamarca	>20	52.3 ± 13.6	12 F 15 M	Obtido	27	NS

16.	TD (p)	Suíça	>18	58	NS	Obtido	25	fumar <10 cigarros por dia
17.	MZ (s)	Egipto	21-48	39	6 F 10 M	Obtido	16 (40 sítios)	NS
18.	LR (t)	Brasil	NS	53 ± 9.5	5 W 3 M	Obtido	8	fumar <10 cigarros por dia
19.	SR (u)	Estados Unidos	34-52	42 ± 8	8 F 14 M	Obtido	32 (45 sítios)	Excluído
20.	JR (v)	China	>18	NS	NS	Obtido	24 (36 sítios)	fumar <10 cigarros por dia
21.	LJ (w)	Coreia	≥20	54.47 ± 11.00	30 F 64 M	Obtido	100	fumar ≤10 cigarros por dia
22.	EM (x)	Itália	≥18	52.8 ± 2.31	25 F 17 M	Obtido	90	fumar ≤10 cigarros por dia

23.	MA (z)	Estados Unidos	>18	49.62 ± 10.22	33 F 9 M	Obtido	42 (65 sítios)	fumar <10 cigarros por dia
24.	NV (aa)	Brasil	18-45	33.2	24 F 16 M	Obtido	40	Excluído
25.	MA (ab)	Dinamarca	20-80	59.6	7 F 6 M	Obtido	13	Excluído
26.	MM (anúncio)	Egipto	25-53	39	6 F 10 M	Obtido	16	NS
27.	AM (ae)	Itália	45-68	53.2 ± 6.3	18 F 12 M	Obtido	30	fumar <10 cigarros por dia

QUADRO 3: CARACTERÍSTICAS METODOLÓGICAS

Sr. não	Referência Id	Linha de base do doente de teste (acompanhamento) / linha de base do doente de controlo (acompanhamento)	Grupo de intervenção	Grupo de controlo	Acompanhamento
1.	IG (a)	17 (17) / 17 (17)	ROG utilizando xenoenxertos derivados de bovinos enriquecidos com-PRF líquido	ROG utilizando apenas xenoenxerto derivado de bovino	6 meses, 1 ano, 2 anos
2.	JB (b)	a. 25(23) b. 25(24) / 25(22)	(a) ARP utilizando mineral ósseo bovino desmineralizado contendo 10% de colagénio (DBBM-C) coberto por uma matriz de colagénio (CM) (b) ARP utilizando DBBM-C coberto com um enxerto palatino (PG)	espontâneo cura	6 meses, 1 ano

3.	JR (c)	11(8) / 11 (8)	Substituto ósseo mineral xenogénico (Bio Oss® spongiosa granules 0,25-1 mm, Geistlich AG) humedecido com 1 ml de uma solução de rhBMP-2 0,5 mg/ml	Mineral substituto de osso xenogénico (Bio Oss® spongiosa granules 0,25-1 mm, Geistlich AG) humedecido com 1 ml de ácido trifluoroacético a 0,01% (ou seja, sem rhBMP-2 Solução)	17 anos
4.	BS (d)	12 (11) / 13 (12)	aumento do rebordo utilizando um bloco de mineral ósseo bovino desproteinizado infundido com rhBMP-2 (BMP)	aumento do rebordo utilizando um bloco de osso autógeno colhido intra-oralmente (ABB)	1 ano, 3 anos
5.	SA (e)	26 (26) / 26(26)	matriz de dentina mineralizada autógena (MDM) coberta com uma membrana de barreira reabsorvível (Bio-Gide, Geistlich, Suíça).	xenoenxerto (Bio-Oss®, Geistlich, Suíça) coberto com uma membrana de barreira reabsorvível (Bio-	6 meses, 12 meses, 18 meses

				Gide, Geistlich, Suíça).	
6.	HJ (f)	14 (14) / 13 (13)	Enxerto de bloco de osso autógeno coberto com membranas PRF	Enxerto de bloco de osso autógeno coberto com mineral ósseo bovino desproteinizado (Geistlich Bio-Oss® Spongiosa Granules, Geistlich Pharma AG, Wolhusen, Suíça)	24 meses
7.	MZ (g)	557 (539) / 564 (539)	aumento do rebordo alveolar lateral utilizando a técnica de divisão da crista piezotómica sem retalho (FPCS) com distração horizontal utilizando um dispositivo cirúrgico ultrassónico (Piezotome II ou Piezotome CUBE; Acteon, Norwich, Reino Unido)	aumento do rebordo alveolar lateral utilizando enxerto ósseo autólogo em bloco (ABBG)	6 meses

8.	BS (h)	23 (23) / 23 (23)	O expansor de tecido foi implantado subperiostealmente e seguido de um enxerto ósseo sem reflexão total do retalho. .	vertical convencional GBR.	6 meses
9.	AM (i)	10(10) / 10 (10)	ROG com membrana de colagénio nativo, utilizando 1:1 de tecido autógeno e mistura óssea de mineral ósseo bovino anorgânico (ABBM)	GBR utilizando uma malha de titânio com uma relação de 1:1 entre os tecidos autógenos e mistura óssea de mineral ósseo bovino anorgânico (ABBM).	6 meses
10.	LV (j)	20 (17) / 23 (21)	preservação do rebordo utilizando material de xenoenxerto bovino.	preservação do rebordo utilizando material de xenoenxerto porcino.	3 meses, 6 meses

11.	HM (k)	21 (19) / 21 (21)	aumento da crista horizontal utilizando aloenxerto ósseo liofilizado cortico-caneloso (FDBA) com enxerto ósseo autógeno e membrana de colagénio	aumento da crista horizontal utilizando aloenxerto ósseo liofilizado cortico-caneloso (FDBA) e membrana de colagénio	6 meses
12.	MM (l)	7 (7) / 7 (7)	sinfisário enxertos de osso mandibular do queixo seguido de compactação das lacunas inter-posicionais com uma mistura de partículas iguais de xenoenxerto e partículas esponjosas autógenas	enxertos de osso mandibular retromolar, seguido de compactação das lacunas inter-posicionais com uma mistura de partículas iguais de xenoenxerto e partículas esponjosas autógenas	6 meses

13.	MM (m)	15 (12) / 15 (13)	enxerto de aumento ósseo com 100% de osso autógeno (AB)	enxerto de aumento ósseo com 50% deproteinizado matriz óssea bovina (DBBM) (Bio-Oss®, Geistlich Biomaterials AG) / 50% osso autógeno (BOAB) utilizando GBR	6 meses

14.	JB (n)	25 (25) / 25 (25)	(a) preservação do rebordo com um substituto ósseo xenogénico Mineral de osso bovino desmineralizado com 10% de colagénio adicionado (Geistlich Bio-Oss® Collagen, Geistlich Pharma: DBBM-C) coberto com uma matriz de colagénio (Geistlich Mucograft® Seal, Geistlich Pharma: CM). (b) preservação do rebordo com um substituto ósseo xenogénico Mineral de osso bovino desmineralizado com 10% de colagénio adicionado (DBBM-C) coberto com um enxerto autógeno de tecido mole "punch" colhido do palato (PG).	cura espontânea	1 semana, 8 semanas, 3 meses

15.	HJ (o)	14 (14)/ 13 (13)	autogéneo O enxerto ósseo foi coberto por PRF.	autogéneo enxerto ósseo coberto por mineral ósseo inorgânico poroso derivado de bovino (Bio-Oss® Spongiosa Granules, Geistlich Pharma, Wolhusen, Suíça) e membrana de colagénio reabsorvível (Bio-Gide®, Geistlich Pharma, Wolhusen, Suíça) (grupo de controlo).	2 semanas, 6 meses
16.	TD (p)	12 (12)/ 12 (11)	Aumento da crista utilizando um bloco xenogénico com rhBMP-2	Aumento da crista com um bloco de osso autógeno	4 meses

17.	MZ (s)	20 (20)/ 20(20)	Preservação do rebordo alveolar maxilar anterior com inlay de enxerto ósseo autógeno (estudo).	Preservação do rebordo alveolar maxilar anterior com onlay de enxerto ósseo autógeno	1 semana, 6 meses
18.	LR (t)	8 (8)/ 8 (8)	Enxerto xenogénico coberto com membrana	Enxerto autólogo coberto com membrana	6 meses
19.	SR (u)	14 14)/ 13(13)/ 14 (14)	(a) Preservação da crista com coágulo sanguíneo (BC) coberto por uma membrana de barreira de polietilenoglicol (PEG) (b)Preservação de cumeeiras com material de aloenxerto ósseo (AL) coberto por uma membrana de barreira de polietilenoglicol (PEG)	Preservação do rebordo com mineral ósseo bovino (BB) - xenoenxerto coberto por uma membrana de barreira de polietilenoglicol (PEG)	6 meses

20.	JR (v)	18 (18)/ 18 (18)	Preservação do rebordo alveolar utilizando mineral ósseo bovino desproteinizado (DBBM) com 10% de colagénio (DBBM-C) coberto com uma membrana de colagénio nativo em bicamada (NBCM)	cura espontânea	3 meses, 6 meses.
21.	LJ (w)	50 (47)/ 50(47)	Conservação de cristais utilizando bovina (DBBM) revestida por uma membrana de colagénio	Preservação do rebordo utilizando mineral ósseo porcino (DPBM) coberto com membrana de colagénio	4 meses
22.	EM (x)	30(15)/ 24(14)/ 26(13)	(a) Preservação da cumeeira com osso cortical (cort) de suíno (b) Preservação do rebordo com osso porcino corticocancelo colagenizado (coll).	cura espontânea	1 ano, 2 anos, 4 anos

23.	MA (z)	22 (22)/ 20(20)	Aumento do rebordo horizontal utilizando regeneração óssea guiada (ROG) com xenoenxerto particulado coberto por uma membrana de colagénio.	aumento do rebordo horizontal com enxerto autógeno em bloco (ABG) coberto por uma membrana de colagénio.	6 meses, 18 meses
24.	NV (aa)	20 (20)/20 (20)	Preservação do rebordo com enxerto ósseo heterólogo composto	cura espontânea	4 meses
25.	MA (ab)	13 (13)/ 13 (13)	Aumento da crista com uma mistura de enxertos de 90:10 (DPBB: AB)	Aumento da crista com uma mistura de enxertos de 60:40 (DPBB: AB)	1 ano, 2 anos
26.	MM (anúncio)	20 (20)/ 20 (20)	Aumento da crista com xenoenxerto particulado onlay com malha de titânio como um dispositivo de manutenção do espaço.	Aumento do rebordo com xenoenxerto de bloco inlay (osteotomia em sanduíche) fixada com miniplacas	6 meses

27.	AM (ae)	15 (15)/ 15 (15)	Preservação do rebordo com osso derivado de bovino colagenizado (DBBM-C) coberto por uma membrana de colagénio.	Cicatrização espontânea.	1 ano

QUADRO 4: RESUMO DOS RESULTADOS PRIMÁRIOS E ADICIONAIS

Sr. não	Referência Id	Perda/ganho ósseo radiográfico	Estabilidade do implante	Taxa de sobrevivência do implante	Avaliação histológica

1.	IG (a)	(a) C/AUG-T (média ± DP) Base: 2,28 ± 0,23 (teste) 2,30 ± 0,27 (controlo) 6º mês: 1,63 ± 0,21 (teste) 1,34 ± 0,14 (controlo) M/AUG-T (média ± DP) Base: 3,21 ± 0,42 (teste) 3,27 ± 0,24 (controlo) 6º mês: 2,59 ± 0,34 (teste) 2,49 ± 0,24 (controlo) A/AUG-T (média ± DP) Base: 3,86 ± 0,50 (teste) 3,71 ± 0,25 (controlo) 6º mês: 3,11 ± 0,36 (teste) 2,97 ± 0,24 (controlo) (b) Níveis ósseos marginais M-MBL Base: 0,11 ± 0,01 (teste) 0,14 ± 0,01 (controlo) 6th mês: 0,32 ± 0,03 (teste) 0,36 ± 0,02 (controlo) 12th mês: 0,43 ± 0,05 (teste) 0,61 ± 0,06 (controlo) 24º mês: 0,74 ± 0,03 (teste) 0,90 ± 0,04 (controlo) D-MBL Base 0,12 ± 0,01 (teste) 0,15 ± 0,02 (controlo) 6º mês 0,34 ± 0,03 (ensaio) 0,37 ± 0,03 (controlo)		100 % (ensaio)/ 100 % (controlo)	

		12° mês 0,45 ± 0,06 (ensaio) 0,64 ± 0,06 (controlo) 24° mês 0,78 ± 0,03 (teste) 0,92 ± 0,04 (controlo)			

2.	JB (b)			100 % (ensaio)/ 95,7 % (controlo)	
3.	JR (c)	Níveis ósseos marginais M-MBL Base: 1,34 ± 0,41 (teste) 1,25 ± 0,35 (controlo) 3 anos: 1,37 ± 0,36 (ensaio) 1,34 ± 0,28 (controlo) 5 anos: 1,30 ± 0,41 (teste) 1,36 ± 0,54 (controlo) 17 anos: 2,51 ± 1,64 (teste) 1,83 ±0,93 (controlo) D-MBL Linha de base 1,22 ± 0,25 (teste) 1,31 ± 0,46 (controlo) 3 anos 1,30 ± 0,35 (ensaio) 1,28 ± 0,24 (controlo) 5 anos: 1,25 ± 0,36 (teste) 1,22 ± 0,52 (controlo) 17 anos: 2,36± 1,70 (teste) 2,13± 0,84 (controlo)		100 % (ensaio)/ 100 % (controlo)	

4.	BS (d)	MBLm+d (mm) Linha de base: -0,4 ± 0,8 (teste) , -0,7 ± 1,0 (controlo) 1 ano: -0,3 ± 0,3 (teste), -0,7 ± 1,0 (controlo) 3 anos: -0,2 ± 0,4 (teste), -0,6 ± 1,0 (controlo) MBLb (mm) Linha de base: -0,2 ± 0,3 (teste), -0,3 ± 0,9 (controlo) 1 ano: -0,2 ± 0,5 (teste), -0,1 ± 0,2 (controlo) 3 anos: -0,3 ± 0,5 (teste), -0,4 ± 0,9 (controlo) BT0 (mm) Base 1,1 ± 1,1 (teste), 1,4 ± 1,0 (controlo) 1 ano 1,2 ± 1,1 (ensaio), 1,2 ± 0,7 (controlo) 3 anos: 0,9 ± 0,9 (teste), 0,7 ± 0,6 (controlo) BT3 (mm) Base: 2,1 ± 1,1 (teste), 1,7 ± 0,7 (controlo) 1 ano: 2,0 ± 1,0 (teste), 1,7 ± 0,6 (controlo) 3 anos: 1,9 ± 1,1 (teste), 1,3 ± 0,6 (controlo)	Tecido duro marginal estável	100 % (ensaio)/ 100 % (controlo)	

5.	SA (e)	Perda óssea marginal: Linha de base: 0,0 (0,0) (teste), 0,0 (0,0) (controlo) 6th mês: 0,10 (0,21) (teste), 0,13 (0,20) (controlo) 12th mês: 0,23 (0,35) (teste), 0,42 (0,75) (controlo) 18th mês: 0,35 (0,89) (teste), 0,42 (0,75) (controlo)	Quociente de estabilidade do implante: Estabilidade primária: 77,1 (6,9) (teste), 77,0 (5,9) (controlo) Estabilidade secundária: 81,8 (5,1) (teste), 80,1 (3,8) (controlo)		Osso enxertado (%): 12,2 (7,7) (teste) 22,1 (10,9) 0,001 (controlo) Osso novo (%): 47,3 (14,8) (teste) 34,9 (13,2) (controlo)
6.	HJ (f)	Nível ósseo marginal: Linha de base: -0,24 (teste), -0,28 (controlo) 24 meses: 0,26 (teste), 0,68 (controlo)		100 % (ensaio)/ 85 % (controlo)	

7.	MZ (g)	Crista alveolar Largura: Base: 1,9 ± 0,4 (teste), 2,1 ± 0,5 (controlo) 6 meses: 6,5 ± 0,7 (teste), 5,8 ± 0,8 (controlo)			
8.	BS (h)	ganho ósseo vertical: 5,116 (1,247) (teste) 4,220 (1,150) (controlo) Quantidade de ganho ósseo horizontal: 4,912 (1,756) (teste), 4,315 (1,783) (controlo) Diminuição da quantidade de osso vertical após 6 meses: 1.573 (1.034) 30,7% (teste) 2.324 (1.094) 55,1% (controlo) Quantidade de diminuição do osso horizontal após 6 meses de ROG: 1.203 (0.935) 24,5% (teste) 1.752 (0.972) 40,6% (controlo) Reabsorção óssea marginal peri-implantar após carga protética: 0,522 (0,210) (teste), 0,413 (0,223) (controlo)			

9.	AM (i)	Largura do osso: Base: 3,3 ± 0,4 (teste), 3,6 ± 0,6 (controlo) 6 meses: 7,3 ± 0,9 (ensaio), 7,0 ± 0,9 (controlo)			área óssea média por cento na área aumentada : 28,18% (teste), 27,8% (controlo) partículas residuais: 23,78%, (ensaio), 23,6% (controlo) osso espaços medulares 48,11%. (teste), 48,5% (controlo)

10.	LV (j)	Largura da crista (mm): Base: 9,03 (0,83) (teste), 10,5 (1,86) (controlo) Alteração da largura do rebordo (mm): Base: -0,38 (1,23) (teste), -1,03 (1,3) (controlo)	95,17 % (ensaio), 100 (controlo)		**Vital Bone %:** 36.21 (26.51) (ensaio), 31.27 (16,23) (controlo) **Residual enxerto material %** 20.47 (15.29) (ensaio) 19.52 (9,19) (controlo)
11.	HM (k)	Ganho médio de largura da crista: 0 mm: 2,78 ± 1,44 (controlo), 2,40 ± 1,60 (ensaio) 2mm: 3,05 ± 1,21 (controlo), 3,10 ± 1,80 (ensaio) 4 mm: 2,82 ± 1,62 (controlo), 3,60 ± 1,87 (ensaio) 6 mm: 2,23 ± 1,95 (controlo), 2,65 ± 2,39 (ensaio)			Osso novo: 43,71 ± 5,63% (controlo) 46,07 ± 6,34% (teste) Partículas de enxerto

					remanescentes 9,86 ± 2,16% (controlo) 9,08 ± 2,33% (teste)
12.	MM (l)				Percentagem de área da densidade óssea: 52,53 ± 1,68% (teste) 47,97 ± 1,83% (controlo)
13.	MM (m)	Diferença de volume ósseo: 648 (439) (teste), 869 (881) (controlo) Diferença de altura: 2,2 (1,4) (teste), 3,7 (1,9) (controlo)			

14.	JB (n)	Alterações radiográficas horizontais: 1 mm: -1,0 (-0,3; -1,4) (teste a), -0,8 (-0,6; -1,3) (teste b), -2,5 (-1,6; -4,7) (controlo) 3 mm: -0,6 (-0,3; -1,2) (teste a), -0,6 (-0,1; -0,9) (teste b), -1,8 (-0,8; -3,1) (controlo) 5 mm: -0,6 (-0,1; -1,0) (teste a), -0,2 (-0,1; -0,4) (teste b), -0,9 (-0,3; -1,3) (controlo) Alterações radiográficas verticais: Bucal -0,8 (-0,1; -1,1) (teste a), -0,5 (-0,1; -0,9) (teste b), -1,9 (-1,4; -3,0) (controlo) Palatal -0.4 (-0.2; -0.8) (teste a), -0.2 (-0.1; -0.7) (teste b), -1.3 (-0.8; -2.2) (controlo)			
15.	HJ (o)	Volume ósseo aumentado (mm^3) 426 ± 144 (ensaio), 465 ± 232 0,61 (controlo) Reabsorção óssea (mm^3) 60 ± 38 (ensaio), 73 ± 36 0,50 (controlo) Taxa de reabsorção óssea (%) 14,7 ± 8,9 (ensaio), 17,8 ± 13,3 (controlo)			

16.	TD (p)	Ganho de largura da crista mediana: 0 mm: 7,13 mm (ensaio), 6,86 mm (controlo) 2 mm: 9,88 mm (teste), 8,63 mm (controlo) 5 mm: 10,96 mm (ensaio) e 9,32 mm (controlo)			
17.	MZ (s)	Ganho ósseo vertical: 3,34 ± 1,2 (teste) -0,02 ± 1,86 (controlo) Perda óssea crestal: 1,65 ± 0,94 (teste) 4,77 ± 1,67 (controlo)			
18.	LR (t)	Espessura média do osso: Base: 3,4 ± 1,7 (controlo), 3,3 ± 1,6 (teste) 6 meses: 7,4 ± 1,6 (controlo), 8,9 ± 1,5 (ensaio) Taxa de reabsorção: 2,6 % (controlo), 7,3 % (ensaio) Ganhos horizontais médios: Base: 3,7 ± 1,6 (controlo), 3,6 ± 1,4 (teste) 6 meses: 7,8 ± 1,8 (controlo), 9,3 ± 1,6 (ensaio)			

19.	SR (u)	Altura do osso: Base: 21,07 ± 2,59 (teste a), 22,23 ± 2,52 (teste b), 23,69 ± 3,31 (controlo) 6 meses: 11,14 ± 2,44 (ensaio a), 11,69 ± 2,86 (ensaio b), 11,31 ± 3,19 (controlo) Largura do osso: Base: 9,50 ± 1,16 (teste a), 9,00 ± 1,63 (teste b), 9,54 ± 1,15 (controlo) 6 meses: 7,21 ± 1,97 (ensaio a), 7,54 ± 1,90 (ensaio b), 6,86 ± 1,29 (controlo)			Tecido mineralizado 41,6 % (ensaio a), 47,8 % (ensaio b), 37,1 % (controlo)
20.	JR (v)	Osso bucal (mm) 3 meses: -0,78 ± 1,88 (teste), -1,26 ± 1,64 (controlo) 6 meses: -0,32 ± 0,68 (teste), -0,84 ±0,67 (controlo) Osso palatino (mm) 3 meses: -0,79 ± 2,01 (teste), -0,94 ± 1,67 (controlo) 6 meses: -0,31 ± 0,73 (teste), -0,48 ± 0,60 (controlo) Largura da crista horizontal 1 mm 3 meses: -0,91 ± 1,17 (teste), -1,84 ± 2,00 (controlo) 6 meses: -1,18 ± 1,50 (teste), -2,17 ± 1,80 (controlo) Largura da crista horizontal 3 mm 3 meses: -0,87 ± 1,36 (teste), -1,61 ± 1,57 (controlo)			

		6 meses: -0,91 ± 1,22 (teste), -1,33 ± 0,93 Largura da crista horizontal 5 mm 3 meses: -0,99 ± 1,65 (teste), -1,19 ± 1,17 (controlo) 6 meses: -0,43 ± 0,63 (teste), -1,18 ± 0,85 (controlo)			
21.	LJ (w)	Redução da largura horizontal: Apical: 0,73 ± 1,40 (teste), 0,62 ± 1,66 (controlo) Média: 1,22 ± 1,89 (ensaio), 1,16 ± 2,15 (controlo) Coronal: 2,67 ± 3,42 (teste), 2,09 ± 4,19 (controlo) Redução da altura vertical (mm): 1,45 ± 1,92 (ensaio), 1,22 ± 2,16 (controlo) Redução de volume (%): 8,14 ± 22,23 (teste), 6,48 ± 24,23 (controlo)			
22.	EM (x)	Média MBL Linha de base: 0,39 0,48 (teste a), 0,16 0,36 (teste b), 0,23 0,38 (controlo) 1 ano: 0,67 0,42 (ensaio a), 0,70 0,36 (ensaio b), 0,92 0,27 (controlo) 2 anos: 1,00 0,00 (ensaio a), 0,96 0,12 (ensaio b), 1,53 0,37 (controlo) 4 anos:1,14 0,06 (ensaio a), 1,13 0,07 (ensaio b), 1,92 0,27 (controlo)		100 % (ensaio)/ 100 % (control o)	

23.	MA (z)	Largura horizontal do osso: Base: 3 ± 0,44 (teste), 2,8 ± 0,67 (controlo) 6 meses: 8,6 ± 1,35 (teste), 7,9 ± 0,87 (controlo) 18 meses: 8,6 ± 1,75 (teste), 7,6 ± 0,79 (controlo)		100 % (ensaio)/ 100 % (controlo)	
24.	NV (aa)	Diferença % buco-palatal: 5,885 ± 4,197 (maxila), 0,997 ± 0,669 (mandíbula) Diferença mesio-distal em % 5,525 ± 3,466 (maxila), 1,292 ± 2,273 (mandíbula)			
25.	MA (ab)	Níveis ósseos marginais: Base: 0 ± 0,9 (ensaio), 0 ± 1,0 (controlo) 1 ano: -0,3 ±1,1 (teste), -0,2 ± 0,9 (controlo) 2 anos: -0,3 ± 0,9 (teste), -0,2± 0,9 (controlo) Redução do enxerto 2 anos: 54,4 % (teste), 37,5% (controlo)		94,4% (ensaio)/ 100 % (controlo)	

26.	MM (anúncio)	ganho vertical 6 meses % média: 20,7% ± 13,3 (controlo), 31,6% ± 22,5 (ensaio)			
27.	AM (ae)	Altura (mm) Base 6,92 ± 1,54 (teste), 6,68 ± 1,05 (controlo) 12 meses 8,26 ± 1,59 (teste), 6,22 ± 1,12 (controlo) Largura da crista (mm) Linha de base 8,62 ± 1,57 (teste), 7,82 ± 1,64 (controlo) 12 meses 6,65 ± 1,41 (teste), 3,99 ± 1,30 (controlo)			

TABELA 5: AVALIAÇÃO DO RISCO DE VIÉS DOS ESTUDOS INCLUÍDOS

SR.NO.	AUTOR E ANO DE ESTUDO	AVALIAÇÃO DO RISCO DE ENVIESAMENTO					AVALIAÇÃO GLOBAL
		DOMÍNIO 1	DOMÍNIO 2	DOMÍNIO 3	DOMÍNIO 4	DOMÍNIO 5	
1.	Işık G, Yüce MO, Koçak-Topbaş N, Günbay T (2021)	Baixo risco	Baixo risco	Baixo risco	Baixo risco	Baixo risco	BAIXO RISCO DE VIÉS
2.	Jonker BP, Strauss FJ, Naenni N, Jung RE, Wolvius EP, Pijpe J (2021)	Baixo risco	Algumas preocupações	Baixo risco	Baixo risco	Baixo risco	ALGUMAS PREOCUPAÇÕES
3.	Jung RE, Kovacs MN, Thoma DS, Hämmerle CHF (2021)	Baixo risco	Baixo risco	Baixo risco	Baixo risco	Risco elevado	ELEVADO RISCO DE ENVIESAMENTO
4.	Bienz SP, Payer M, Hjerppe J, Hüsler J, Jakse N, SchmidlinP	Baixo risco	Baixo risco	Baixo risco	Algumas preocupações	Baixo risco	ALGUMAS PREOCUPAÇÕES

	R, Hämmerle C HF, Jung RE, Thoma DS (2021)						
5.	Santos A, Botelho J, Machado V, Borrecho G, Proença L, Mendes JJ, Mascarenhas P, Alcoforado G (2021)	Baixo risco	Baixo risco	Baixo risco	Baixo risco	Baixo risco	BAIXO RISCO DE VIÉS
6.	Hartlev J, Schou S, Isidor F, Nørholt SE (2021)	Baixo risco	Baixo risco	Baixo risco	Baixo risco	Risco elevado	ELEVADO RISCO DE ENVIESAMENTO
7.	Mahmoud ZT, Wainwright M, Troedhan A (2020)	Baixo risco	Baixo risco	Baixo risco	Algumas preocupações	Risco elevado	ELEVADO RISCO DE ENVIESAMENTO

8.	Byun SH, Kim SY, Lee H, Lim HK, Kim JW, Lee UL, et al (2020)	Baixo risco	Baixo risco	Baixo risco	Algumas preocupações	Baixo risco	ALGUMAS PREOCUPAÇÕES
9.	Atef M, Tarek A, Shaheen M, Alarawi RM e Askar N (2020)	Baixo risco	Baixo risco	Baixo risco	Baixo risco	Algumas preocupações	ALGUMAS PREOCUPAÇÕES
10.	Lai VJ, Michalek JE, Liu Q e Mealey BL (2020)	Baixo risco	Baixo risco	Baixo risco	Baixo risco	Baixo risco	BAIXO RISCO DE VIÉS
11.	Hashemipoor M, Asghari N, Mohammadi M, Kalantari M, Arabsolghar M, Ranjbar H (2020)	Baixo risco	Baixo risco	Baixo risco	Baixo risco	Baixo risco	BAIXO RISCO DE VIÉS

12.	Mounir M, Morsy OAE, Amer H, Mounir S, Gibaly A (2020)	Baixo risco	Baixo risco	Baixo risco	Baixo risco	Baixo risco	BAIXO RISCO DE VIÉS
13.	Merli M, Nieri M, Mariotti G, Merli M, Franchi L, Bernardo, Quiroga Souki (2020)	Baixo risco	Baixo risco	Baixo risco	Baixo risco	Baixo risco	BAIXO RISCO DE VIÉS
14.	Jonker BP, Gil A, Naenni N, Jung RE, Wolvius EB, Pijpe J (2020)	Baixo risco	Baixo risco	Baixo risco	Baixo risco	Baixo risco	BAIXO RISCO DE VIÉS
15.	Hartlev J, Neto R S, Schou S, Isidor F, Nørholt S E (2019)	Baixo risco	Baixo risco	Baixo risco	Baixo risco	Baixo risco	BAIXO RISCO DE VIÉS

16.	Thoma DS, Bienz SP, Payer M, Hüsler J, Schmidlin PR, Hämmerle C HF, Jakse N, Jung RE (2019)	Baixo risco	Baixo risco	Baixo risco	Baixo risco	Baixo risco	BAIXO RISCO DE VIÉS
17.	Mohd Zahwy EL, Taha SA AK, Mounir R, Mohd Mounir (2019)	Baixo risco	Baixo risco	Baixo risco	Baixo risco	Baixo risco	BAIXO RISCO DE VIÉS
18.	Lima RG, Lima TG, Francischone CE, Turssi C, Assis NM SP, Sotto-Maior BS (2018)	Baixo risco	Baixo risco	Baixo risco	Baixo risco	Baixo risco	BAIXO RISCO DE VIÉS
19.	Santana R, Gyurko R, Kanasi E, Xu WP, Dibart S (2018)	Baixo risco	Risco elevado	Baixo risco	Baixo risco	Baixo risco	ELEVADO RISCO DE ENVIESAMENTO

20.	Jung RE, Sapata VM, Hämmerle CHF, Wu H, Xiu-lian, Lin Y (2018)	Baixo risco	Risco elevado	Baixo risco	Baixo risco	Baixo risco	ELEVADO RISCO DE ENVIESAMENTO
21.	Lee JS, Cha JK, Kim CS (2018)	Baixo risco	Risco elevado	Baixo risco	Baixo risco	Baixo risco	ELEVADO RISCO DE ENVIESAMENTO
22.	Marconcini S, Giammarinaro E, Derchi G, Alfonsi F, Covani U, Barone A (2018)	Baixo risco	Baixo risco	Baixo risco	Algumas preocupações	Baixo risco	ALGUMAS PREOCUPAÇÕES
23.	Mendoza-Azpur G, Fuente A, Chavez E, Valdivia E, Ismael Khouly (2018)	Baixo risco	Baixo risco	Baixo risco	Baixo risco	Baixo risco	BAIXO RISCO DE VIÉS

24.	Natale V Jr, Souza FA, Vedovatto E, Nishioka RS, Poli PP, Carvalho PSP (2018)	Baixo risco	Baixo risco	Baixo risco	Baixo risco	Baixo risco	BAIXO RISCO DE VIÉS
25.	Mordenfeld A, Aludden H, Starch-Jensen T (2017)	Baixo risco	Baixo risco	Baixo risco	Baixo risco	Baixo risco	BAIXO RISCO DE VIÉS
26.	Mounir M, Mounir A, Elfetouh A (2017)	Baixo risco	Baixo risco	Baixo risco	Baixo risco	Baixo risco	BAIXO RISCO DE VIÉS
27.	Aimetti M, Manavella V, Corano L, Ercoli E, Bignardi C, Romano F (2017)	Baixo risco	Baixo risco	Baixo risco	Baixo risco	Baixo risco	BAIXO RISCO DE VIÉS

Índice

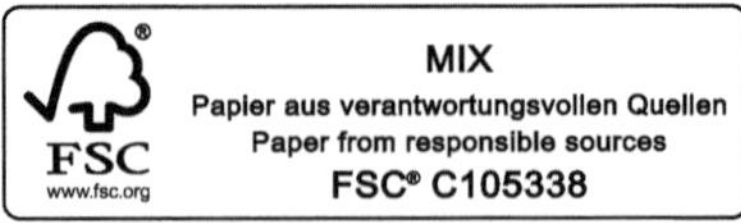

Printed by Books on Demand GmbH, Norderstedt / Germany